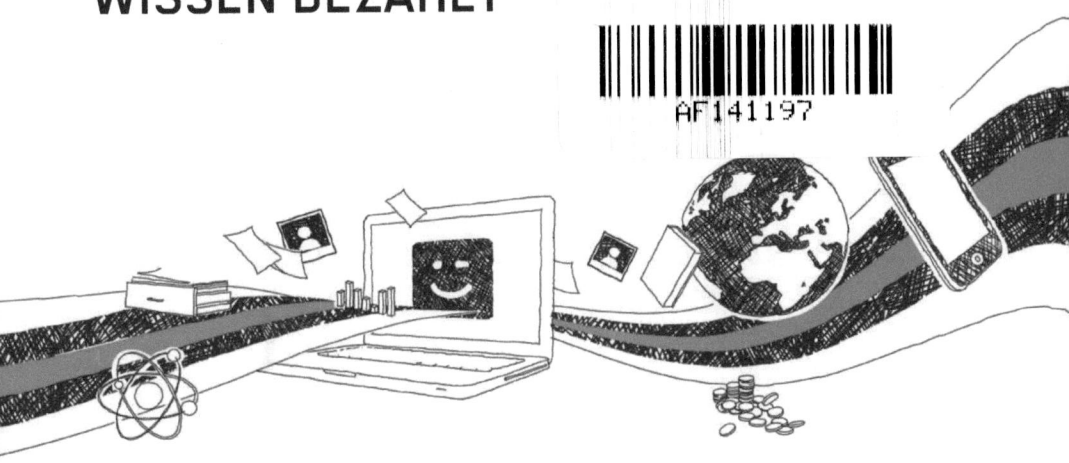

Einkaufs- und Lebensmittelberater. Kühlschrankcheck, Supermarkt und biologische Lebensmittel

Simone Bartnik

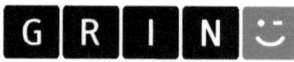

Abschlussarbeit

Einkaufs- und Lebensmittelberater/in

෨ *Foodcoach* ෨

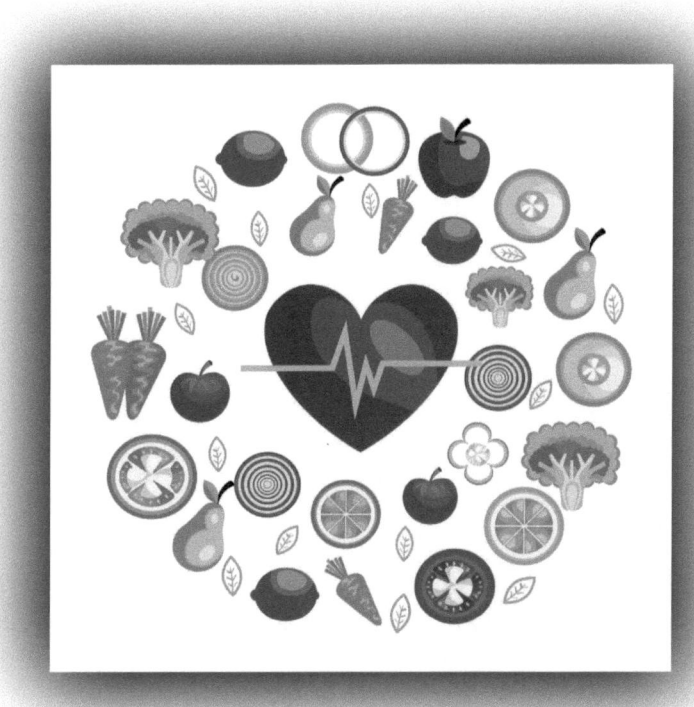

Bibliografische Information der Deutschen Nationalbibliothek:

Die Deutsche Nationalbibliothek verzeichnet diese Publikation in der Deutschen Nationalbibliografie; detaillierte bibliografische Daten sind im Internet über http://dnb.d-nb.de abrufbar.

ISBN: 9783346938091
Dieses Buch ist auch als E-Book erhältlich.

© GRIN Publishing GmbH
Trappentreustraße 1
80339 München

Druck und Bindung: Books on Demand GmbH, Norderstedt Germany
Gedruckt auf säurefreiem Papier aus verantwortungsvollen Quellen

Das vorliegende Werk wurde sorgfältig erarbeitet. Dennoch übernehmen Autoren und Verlag für die Richtigkeit von Angaben, Hinweisen, Links und Ratschlägen sowie eventuelle Druckfehler keine Haftung.

Das Buch bei GRIN: https://www.grin.com/document/1389069

1. Einleitung

In der Abschlussarbeit „*Foodcoach* - Einkaufs- und Lebensmittelberater/in" habe ich mich für die drei Themen „Kühlschrankcheck", „Supermarkt" und „Biologische Lebensmittel" entschieden.

Ich habe die Themen so gewählt, dass sie chronologisch durchführbar sind und ineinander übergehen.

Bei der Arbeit als Ernährungsberaterin kann es durchaus vom Klienten gewünscht sein, einen Kühlschrankcheck als Erstes vor Ort durchzuführen.

Nach diesem, kann für den Klienten ein gemeinsamer Supermarktbesuch von Nutzen sein, indem vorab über die Tücken und Strategien der Supermarktbetreiber und Lebensmittelhersteller aufgeklärt wird, und zusätzlich können Tipps für einen effektiven Einkauf gegeben werden.

Wenn der Klient neugierig ist einen kleinen Einblick in die Bio - Qualität von Lebensmitteln zu bekommen und mehr über den Unterschied zu konventioneller Ware erfahren möchte, so kläre ich gerne darüber auf und gebe praktische Empfehlungen zu diesem Thema.

Zur besseren Lesbarkeit wird in der vorliegenden Arbeit auf die gleichzeitige Verwendung männlicher und weiblicher Sprachformen verzichtet. Es wird das generische Maskulinum verwendet, wobei beide Geschlechter gleichermaßen gemeint sind.

Inhaltsverzeichnis

1.	Einleitung	3
2.	Kühlschrankcheck bei der Klientin	4
2.1	IST - Zustand des Kühlschranks	5
2.2	IST/SOLL Analyse und Fehler bei der Lagerung	7
2.3	Verbesserungsmöglichkeiten	9
2.4	Hygiene im Kühlschrank	10
3.	Supermarktbesuch mit der Klientin	11
3.1	Aufbau des Supermarktes	12
3.2	Verkaufstricks	14
3.3	Tipps für einen effektiven Einkauf	17
3.4	Lebensmittelcheck	18
4.	Bio - Siegel	20
4.1	EU - Bio - Siegel und Bio - Verbände	21
4.2	Nutzen/Auswirkungen der Bio - Lebensmittel	25
4.3	Praktische Beschaffung von Bio - Lebensmittel für den Verbraucher	28
	Quellenangaben	31

2.1 IST - Zustand des Kühlschranks

Meine Klientin besitzt einen relativ kleinen Kühlschrank, in welchem oberhalb ein gesondertes Gefrierfach integriert ist.

Zur Veranschaulichung folgen einige Fotos von dem IST - Zustand des Kühlschranks meiner Klientin.

Abb. 1 - Frontseite mit den Hauptfächern

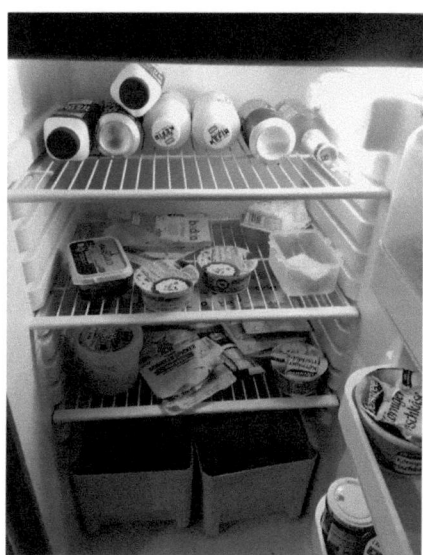

Abb. 2 - Seitentür

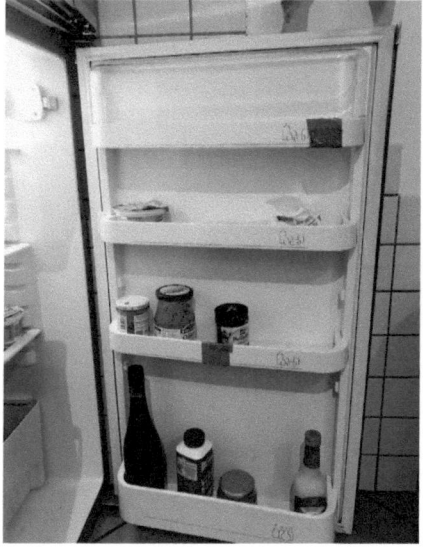

2. Kühlschrankcheck bei der Klientin

Bevor es gemeinsam mit meiner Klientin in den Supermarkt geht, treffen wir uns bei ihr zuhause. Vor meinem Besuch bitte ich sie, den Kühlschrankinhalt nicht zu verändern, damit ich das zubegutachtende Objekt in einem möglichst unverfälschtem Zustand vorfinde.
Meine Klientin zeigt sich interessiert und signalisiert mir, dass sie über Tipps bezüglich der Lagerung sehr dankbar ist.

Falls im Kühlschrank keine eindeutige Temperaturanzeige vorhanden ist, bringe ich ein kleines Thermometer mit, welches ich direkt nach meiner Ankunft in den Kühlschrank lege.

Neben dem Kühlschrank steht ein Obstkorb, welcher in den folgenden Unterkapiteln auch mit in die Bewertung einfließt.

Abb. 3 - Nahaufnahme der Gemüsefächer

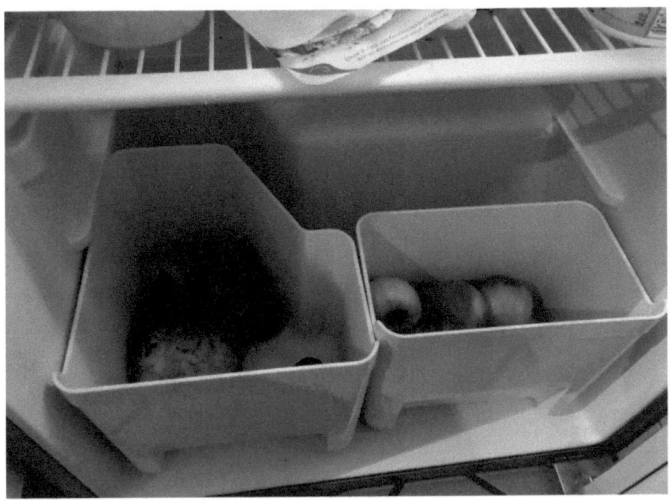

Abb. 4 - Gefrierfach

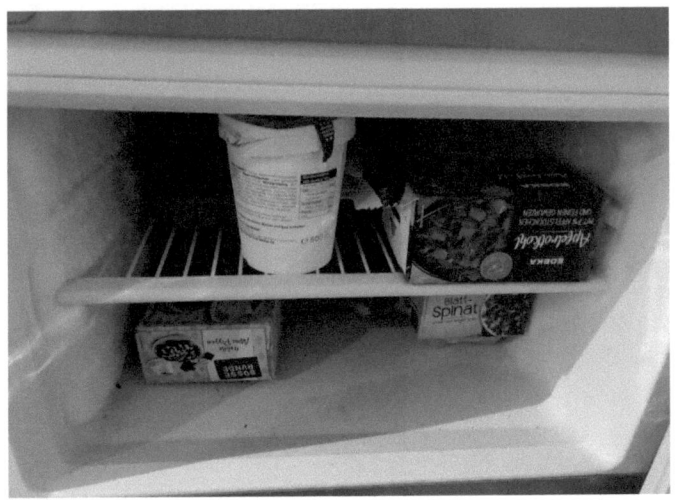

2.2 IST/SOLL - Analyse und Fehler bei der Lagerung

Zu Abbildung 1

Im **obersten Fach** befinden sich Milch, Kefir, Erfrischungsgetränke und Bier, alles im ungeöffneten Zustand.
Temperatur aktuell 9°C

Ich empfehle die Erfrischungsgetränke und das Bier in der Seitentür des Kühlschranks zu lagern, da dies die wärmste Zone ist und sich somit sehr gut für Lebensmittel eignet, welche nicht so leicht verderben und lange haltbar sind.
Die Milch und der Kefir sind hier an der richtigen Stelle.

Im **mittleren Fach** sind Butter im Becher, Scheibenkäse und Wurstaufschnitt (abgepackt und geöffnet), Frischkäse (geschlossen), Eier in Verpackung und Tofu in einer offenen Dose.
Temperatur aktuell 8°C

Hier rate ich an, dass die Butter und die Eier ebenfalls in die Seitentür wechseln.
Der Wurstaufschnitt gehört in das untere Fach, da dies das kühlste Fach ist und es sich dadurch für leicht verderbliche Lebensmittel eignet.
Da der Tofu bereits geöffnet ist, ist eine geschlossene Aufbewahrungsvariante zu bevorzugen, wobei damit einer Verbreitung von Bakterien entgegengewirkt wird. Am besten zur Lagerung dafür eignet sich das untere Fach.
Der Frischkäse und der Scheibenkäse können im mittleren Fach verbleiben oder in das oberste Fach wechseln, da beide Fächer die etwas wärmeren Zonen sind.

Im **unteren Fach** lagern Sauerkraut im Becher (geöffnet), Wurst- und Käseaufschnitt (geschlossen), Mozzarella (geschlossen) und Frischkäse (geschlossen).
Temperatur aktuell 7°C

Das Sauerkraut und der Wurstaufschnitt sind im unterem Fach sehr gut aufgehoben.
Der Mozzarella, der Frischkäse und der Käseaufschnitt können in das mittlere oder obere Fach wechseln, wie bereits beschrieben.

Zu Abbildung 2

In der **Seitentür** befindet sich Frischkäse (geöffnet), Ziegenkäserolle (geöffnet), Senf (geöffnet), schwarze Oliven im Glas (geöffnet), Blaubeermarmelade im Glas (geöffnet), eine Flasche Weißwein (geschlossen), Frischmilch (geöffnet), ein Glas Mais (geöffnet), und eine Flasche Eierlikör (geöffnet).
Temperatur aktuell 12°C

Für den Frischkäse, den Ziegenkäse, den Oliven, den Mais und der Milch, empfehle ich eine Lagerung für das unterste Fach, maximal das mittlere Fach, da diese Produkte bereits geöffnet sind und einer stärkeren Kühlung bedürfen.
Die Marmelade kann in der Seitentür verbleiben, ebenso der Weißwein und der Eierlikör.

Zu Abbildung 3
Im **Gemüsefach** liegen auf der linken Seite ein Bund Radieschen, ein Sellerie und eine rote Beete.
Auf der rechten Seite finden sich drei Äpfel.
Temperatur aktuell 9°C

Bei den Radieschen ist es vorteilhaft die Blätter für die Lagerung zu entfernen, da diese den Knollen ansonsten zu viel Feuchtigkeit entziehen und es sie schrumpfen lässt. Wenn sie in einer luftdichten Dose aufbewahrt werden, bleiben sie besonders frisch.
Der Sellerie und die rote Beete sind am richtigen Platz.
Die Äpfel gehören allerdings zu einer Obstsorte, welche sich nicht für eine Lagerung im Kühlschrank eignet, da sie durchaus ihr Aroma hierbei verlieren können und auch der Vitamingehalt verringert werden kann.

Zu Abbildung 4
Im **Tiefkühlbereich** sind diverse mit Wasser gefüllte Eiswürfelbehälter, ein Becher Speiseeis (geöffnet), eine Packung Rotkohl (geöffnet), eine Packung süße Pizzen (geöffnet) und eine Packung Spinat (ungeöffnet).
Temperatur aktuell - 17°C

Bei dem Rotkohl, der Pizza und dem Spinat, empfehle ich die Packungen gut zu verschließen, bzw. bei kleineren Mengen sie in passende verschließbare Tiefkühlbehälter umzufüllen, um so eine Austrocknung der Randschichten und Gefrierbrand zu vermeiden.

2.3 Verbesserungsmöglichkeiten

Aufgrund der etwas zu warmen Gesamttemperatur im Kühlschrank, auch des Gefrierbereichs, welcher mindestens - 18°C betragen sollte, empfehle ich den Temperaturregler auf ein bis zwei Stufen kälter zu stellen und dieses am Folgetag mittels Thermometer zu überprüfen.

Zudem ist es auch sinnvoll die Temperatur im Kühlschrank und Gefrierfach von Zeit zu Zeit zu kontrollieren.

Wenn der Kühlschrank beispielsweise durch einen Großeinkauf kurzzeitig überfüllt ist, so ist es ratsam im voraus die Temperatur etwas zu senken, da durch den erhöhten Stromverbrauch die Kühlleistung etwas sinken würde. So wirkt man dem entgegen.

Ich rate meiner Klientin das Gefrierfach zeitnah abzutauen, da sich an den Seitenrändern und der oberen Wand schon eine sichtbare Eisschicht gebildet hat.

Des Weiteren gebe ich den Tipp, für schnell verderbliche Lebensmittel, wie z. B. geöffnete Produkte, frisch gekochte Speisen und Speisereste, frisches Fleisch und Fisch, stets die kühlsten Bereiche des Kühlschranks zu wählen. Besonders gut eignet sich hierfür das unterste Fach, speziell der hintere Teil. Die Lagerung dieser Speisen sollte stets in saubere und gut verschließbare Behälter erfolgen.

Auch ist darauf zu achten, dass unterschiedliche Fleischsorten stets separat gelagert werden und keinesfalls mit Fisch oder Wild in Kontakt kommen.

Bei frischem Geflügel ist zudem noch mehr Vorsicht geboten und es sollte ausschließlich in einem verschlossenen Behältnis bei höchstens 4°C gelagert werden. So ist es maximal ein bis zwei Tage haltbar und sollte zügig verarbeitet werden.

Nur bei regelmäßiger Kontrolle, darunter zählt auch die Überprüfung des Mindesthaltbarkeitsdatums, und korrekter Lagerung, kann eine Frischhaltung der Lebensmittel gewährleistet werden.

An dieser Stelle möchte ich auf den Obstkorb neben dem Kühlschrank eingehen. Es befinden sich in ihm Orangen, Zitronen und Bananen. Die Bananen sondern das Reifegas Ethylen ab, welches andere Obst- und Fruchtsorten schneller reifen lässt. Deshalb sollte man diese von anderen Obstsorten getrennt lagern.

2.4 Hygiene im Kühlschrank

Die Hygiene eines Kühlschranks ist von besonderer Bedeutung. Denn nur bei optimalen hygienischen Voraussetzungen, haben Keime, Bakterien und weitere Mikroorganismen, so gut wie keine Chance sich auszubreiten und zu vermehren.

Es empfiehlt sich den Kühlschrank regelmäßig, vorzugsweise ein Mal pro Monat grundzureinigen.
Hierbei ist es wichtig alle Fächer und Seitenwände gründlich zu putzen. Besonders effektiv ist es, wenn man dem Putzwasser etwas Zitronensaft oder Essig hinzufügt, da diese natürlichen Reinigungsmittel besonders bei hartnäckigen Verschmutzungen hilfreich sind.

Im Zuge der monatlichen Reinigung, bietet sich ein kurzer Checkup aller im Kühlschrank befindlichen Lebensmittel an. So gibt es später keine bösen Überraschungen, in Form von verdorbenen Speisen, durch beispielsweise Schimmelpilze oder Bakterien.

Generell kann man sagen, dass es sich empfiehlt, die Lebensmittel nicht offen und ohne Verpackung im Kühlschrank zu lagern. Hier bieten sich verschiedene Dosen und Boxen an, welche besonders für den Kühlschrankgebrauch geeignet sind. Falls doch mal ein einzelnes Lebensmittel aus Versehen verdirbt, so ist das Risiko durch diese Vorsichtsmaßnahme gleich Null, als dass die gesundheitsschädlichen Krankheitserreger sich so auf andere Speisen übertragen ließen.

3. Supermarktbesuch mit der Klientin

Als nächstes steht der Supermarktbesuch mit meiner Klientin an.

Als Vorbereitung darauf schildere ich ihr den Aufbau eines Supermarktes und gehe dabei auf die wichtigsten Strategien dieser Einkaufsmärkte ein (Kapitel 3.1).

Danach erkläre und beleuchte ich für meine Klientin die Verkaufstricks der Lebensmittelanbieter (Kapitel 3.2).

Abschließend gibt es noch einige Tipps für einen effektiven Einkauf, welche sehr hilfreich sein können, um mit einer gut durchdachten Planung in den Einkauf zu starten (Kapitel 3.3).

Während unseres Besuchs des Supermarktes, welcher gleich auch als Wocheneinkauf genutzt wird, bitte ich meine Klientin ein Produkt auszuwählen, an welchem ich dann einen Lebensmittelcheck durchführe (Kapitel 3.4).

3.1 Aufbau des Supermarktes

Der Supermarkt - ein gut gemanagtes Labyrinth, durch geschicktes Marketing von Psychologen entwickelt.
Bei den meisten Supermärkten wird der natürlich vorkommende Linksdrall des Menschen genutzt. Die Märkte sind so angelegt, dass man von links nach rechts gehen *muss*. Wäre es umgekehrt, von rechts nach links, so würde man dadurch unbewusst Stressreaktionen in den Kunden hervorrufen, was wiederum einem entspannten Einkauf entgegenwirkt.

Viele Supermärkte haben bereits am Eingangsbereich einen Bäckerstand, welche meist einer stadtbekannten Kette angehören. Ist kein Bäckerstand vorhanden, wird in solchen Fällen bevorzugt direkt nach dem Eingangsbereich, mit sogenannten integrierten *Backshops* geworben. Hier soll die Illusion von frisch gebackenen Brötchen, Brot, Croissants und diversen anderen vermeintlich *frischen Waren* geweckt werden. Aber selbst, dass Wissen darum, dass es sich um *Aufbackware* handelt, schreckt die Wenigsten ab. Zu verführerisch ist der Duft von dem oftmals noch heißem Gebäck und im *Idealfall* findet sich direkt daneben noch ein Kaffeeautomat, welcher das Aroma von frisch gemahlenen Kaffeebohnen verströmt. Und schon tappt der Kunde in die erste Falle und verweilt nicht selten dort, um sich vor dem Einkauf zu *stärken*.
Das *Duftmarketing* wird zusätzlich durch Belüftungsmaschinen und Ventilatoren unterstützt, welche Duftstoffe in so geringem Ausmaß absondern, dass man sie nur im Unterbewusstsein wahrnehmen kann.

Als nächstes erwartet den Kunden eine meist großzügig angelegte Obst- und Gemüseabteilung. Hier wird eine marktähnliche Atmosphäre geschaffen, in der der Kunde sich wie auf dem Wochenmarkt fühlen soll - alles ganz frisch und regional. Die beruhigende Wirkung, wenn man Obst und Gemüse näher betrachtet, es in die Hand nimmt oder daran riecht, versetzt in positivere Stimmung und man schaltet für den weiteren Einkauf einen Gang runter.

Die Schrittgeschwindigkeit wird unter anderem durch sogenannte *Bremszonen* verlangsamt. In Form von kleinen Hindernissen, wie z. B. Warenaufsteller mit Sonderangeboten, soll der Kunde verführt werden sich die dort angebotene Ware genauer zu betrachten.
Auch wirkt sich die Gangbreite auf die Schrittgeschwindigkeit aus. Zwei Einkaufswagen passen ganz knapp nebeneinander, sodass der Kunde dadurch kontrollierter und langsamer durch den Supermarkt geleitet wird.

Ein zusätzliches Garant die Aufenthaltsdauer des Kunden zu erhöhen ist, dass Abkürzungen zur Kasse bewusst durch einen fest vorgegebenen Weg vermieden werden sollen.

Artikel des täglichen Bedarfs finden sich in der Regel am Ende des Marktes oder direkt in der Mitte, damit möglichst viele Gänge durchquert und Regale beachtet werden müssen.

Die Regale werden auch mit einer bestimmten Strategie eingeräumt. So wird es einem schwer gemacht die günstigeren Produkte zu finden, welche sich in den obersten Fächern - der Reckzone und den untersten Fächern - der Bückzone befinden. Die teuersten und lukrativsten Produkte für den jeweiligen Supermarkt sind gut sichtbar und greifbar in den mittleren Fächern, den Sichtzonen und Greifzonen, drapiert. So sind benachteiligte Menschen, z. B. durch Krankheit oder kleinerer Körpergröße, gezwungen die hochpreisigen Produkte zu kaufen oder sich an das Personal zu wenden, welches nicht immer sofort verfügbar ist.

Der Bereich der Kassen wird bewusst für besonders teures Einkaufsgut benutzt. Hier verweilt man nicht selten gezwungenermaßen länger als einem lieb ist. Durch Langeweile, Hunger oder auch der Ungeduld der Kinder, ist die Versuchung groß, spontan und unüberlegt Artikel in den Einkaufswagen zu legen, welchen man vorher in den Gängen eher keine Beachtung geschenkt hat. Diese wären dort in größeren Verpackungen höchstwahrscheinlich günstiger zu erwerben gewesen. Doch auch hier gilt Vorsicht vor den sogenannten „Mogelpackungen", welche einem enttäuschend wenig Inhalt und viel Luft liefern.

Abschließend des Kapitels ein Zitat zum Schmunzeln; Mann und Frau im Supermarkt.

„Supermarktbesitzer würden die Männer übrigens am liebsten von ihren Frauen trennen, zumindest für die Dauer des Einkaufs. Denn die Damenwelt verweilt in deren Begleitung einer Studie zufolge nur halb so lange im Supermarkt wie sonst, und kauft entsprechend weniger. In manchen Filialen versucht man den Gatten daher schon am Eingang durch eine Würstchenbude unauffällig aus dem Verkehr zu ziehen."[1]

---

[1] https://www.wissen.de/lockende-falle-supermarkt-die-psychologie-des-einkaufens

3.2 Verkaufstricks

In der Obst- und Gemüseabteilung wird mit speziellen Beleuchtungsmethoden und künstlich erzeugten Wassernebel gearbeitet, um optisch *schwächere* Produkte gezielt aufzuwerten. Darüberhinaus werden diese Waren oftmals künstlich mit einem speziellen Wachs behandelt, um den Eindruck *perfekter* Ware zu vermitteln.

Bestimmte Beleuchtungsmethoden finden auch in dem Kühlbereich der Milch-, Fleisch- und Wurstprodukte und in der Fischabteilung Verwendung. So wird beispielsweise durch farbige Lampen oder einer leichten Färbung der Verpackung, dem Kunden die Ware als besonders frisch und leuchtend präsentiert.

Ein weiteres Beispiel ist die Aufschrift *„Serviervorschlag"*, welche auf diversen Verpackungen zu finden ist. Diese Aufschrift soll dem Kunden glauben machen, dass z. B. in einem ausgewähltem Joghurtprodukt, sich tatsächlich frische Erdbeeren befänden.
Die Begriffe *„Wellness", „Fitness"* oder *„Figur"* werden auch gern einsetzt, um einen besonders gesunden und sportlichen Lifestyle zu suggerieren. Bedauerlicherweise sind es gerade diese Produkte, in welchen sich vermehrt Zucker, Süß- und Konservierungsstoffe wiederfinden.
Auch die wunderschönen Etiketten mit vermeintlich glücklichen Tieren, weidend auf saftig grünen Wiesen, sind keine Gewähr, dass die Tiere auch wirklich in solch einer Umgebung aufgewachsen sind.
Die Bezeichnungen *„Premium - Qualität", „regelmäßige Kontrolle", „ausgewählte Zutaten"* oder *„verbesserte Rezeptur"*, dienen ebenfalls der Täuschung zu Lasten des Kunden und sagen nichts über die eigentlichen Qualitäten der Produkte aus.

Besonders tückisch sind Lebensmittelimitate und Irreführungen, welche sich nicht immer auf den ersten Blick erkennen lassen. Beispiele dafür sind *Analogkäse* oder auch die Bezeichnung *Formschinken*.

Bei *Analogkäse* handelt es sich nicht um echten Käse. Er besteht überwiegend aus pflanzlichen Fetten und diversen Zusatzstoffen. Die minderwertigen Fette werden für dieses Produkt gehärtet, um die gewünschte Konsistenz zu erzielen. Die daraus entstandenen Transfette sind langfristig gesundheitsschädlich, da diese dem Herz schaden und den Cholesterinspiegel erhöhen.

Formschinken ist nichts anderes als aus Fleischstücken zusammengefügtes und in eine bestimmte Form gepresstes Nahrungsmittel.

„Gebißschonend ist dieses Fleisch vielmehr, weil die natürliche Faserstruktur des Fleisches durch das maschinelle Zurechttrimmen zerstört wird. Wer es lieber »halb vorgekaut« mag, wie Karl Tändler von der Bundesanstalt für Fleischforschung spottet, ist mit dem Formfleisch bestens bedient.

Die Klebetechnik verführt jedoch manchen Hersteller dazu, nicht allein »die Architektur des Fleisches zu ändern«, sondern auch minderwertige Stücke oder nicht erlaubte Substanzen wie Blutplasma hineinzumischen."[2]

Es lohnt also ein genauer Blick auf die Zutatenliste. Grundsätzlich muss der ersatzweise verwendete Stoff in unmittelbarer Nähe des Produktnamens genannt werden und deutlich zu erkennen sein.

Laut Lebensmittelgesetz muss ein echter Schinken zu mindestens 90% aus Fleisch bestehen. Die restlichen 10% dürfen über die Zugaben von Würzmischungen und vergleichbarem, zugefügt werden.

Bei folgenden Produkten ist es also ratsam ganz präzise zu schauen:
Pesto, Schokolade, Schnitzel, Vollkornbackwaren, Wasabi - Nüsse, Vanilleeis, Schafskäse, Meeresfrüchtecocktail und Fruchtfleisch. Bei letzterem, um ein weiteres Beispiel anzuführen, handelt es sich oftmals um gefärbte und mit einem gleichartigen Aroma angereicherte Eiweißbestandteile oder Tofu- und Sojastücke.

Ein Fruchtsaftgetränk muss rein rechtlich gesehen gerade mal aus 6% Fruchtsaft bestehen.

Werbeexperten, welche für das Layout der Verpackungen zuständig sind, nutzen gezielt den Einsatz der optischen Reize. Markenprodukte werden aufwändig gestaltet, sodass sie dem Verbraucher ins Auge stechen und zum Kauf verleiten. „White Label" oder besser bekannt als *Billigprodukte,* kommen in einer eher schlichten Verpackung daher und laden daher weniger zum Kauf ein.

Hier eine kleine Übersicht, welche Hersteller sich hinten den *No - Name - Produkten* in Wirklichkeit verbergen.[3]

Bei den Brot- und Backwaren wird der Kunde mithilfe von einer Färbung des Produktes, durch Zuckerrübensirup oder Malzerzeugnissen, in den Glauben versetzt, es handele sich bei den Waren um ein hochwertiges und gesundes Vollkornprodukt. Die Bezeichnung „Drei - Kornbrot" oder „Körnerbrötchen" unterliegt ebenfalls diesem Trugschluss. Ein Blick auf die Zutatenliste ist unerlässlich, um sich zu vergewissern, ob das Vollkornmehl tatsächlich an ERSTER Stelle aufgeführt ist.

---

[2] https://www.spiegel.de/wirtschaft/halb-vorgekaut-a-4df16ea1-0002-0001-0000-000013508517

[3] https://www.focus.de/finanzen/news/geheimliste-von-aldi-und-rewe-marken-produkte-guenstiger-wer-steckt-hinter-ja-k-classic-und-gut-und-guenstig_id_86888982.html

Zu beachten gilt außerdem der Aufdruck „*In Deutschland verarbeitet*". Dieser sagt nichts über das Herkunftsland des Artikels aus. Es bedeutet lediglich, dass er in Deutschland verarbeitet wurde, z. B. gewürzt oder eingefroren.

Bei verpacktem Fisch mit der Bezeichnung „*fangfrisch*" verhält es sich ebenfalls um eine Täuschung. Jeder Fisch wurde schließlich irgendwann mal frisch gefangen. Es sollte beim Kauf von Fischspeisen und Meeresfrüchten auf das „MSC - Siegel" geachtet werden. Jenes stellt sicher, dass bei dieser Ware die Fischereien nachhaltige Fischfangpraktiken einsetzen. Dies dient dazu, einer Überfischung entgegenzuwirken und somit die natürlichen Lebensräume dieser Meerestiere zu schützen.

Des Weiteren wird man so gut wie in jedem Supermarkt von Musik und auch Werbeansagen beschallt. Hier wird die Musik nicht zufällig gewählt, sondern speziell an die Zielgruppen angepasst, um den ganzen Tag über die größtmögliche Wirkung zu erzielen. Vormittags, wenn überwiegend Rentner einkaufen, kommt es eher zu konservativer und auch deutscher Musikauswahl. Mittags ist meist Einkaufszeit für Mütter und Schulkinder, wobei hier entspanntere und ruhigere Töne gewählt werden.
Zum späten Nachmittag hin, wenn im Laden eine kleine Flaute herrscht, wird die Musik etwas stärker rhythmisch und akzentuierter. Dies zieht sich bis zum Ladenschluss durch, wobei am Abend überwiegend junge Erwachsene angesprochen werden sollen, untermalt mit Popmusik.
So bekommt jeder Kunde, passend zur Altersgruppe, das Gefühl sich wohlzufühlen und verweilt gerne ein paar Augenblicke länger, was sich natürlich auf das Konsumverhalten auswirkt.

3.3 Tipps für einen effektiven Einkauf

Als oberste Regel gilt beim Einkauf stets darauf zu achten, dass nur einwandfreie Ware in den Einkaufswagen landet. So kann man bei richtiger Lagerung zuhause, für eine Woche durchaus von frischen Lebensmitteln leben.

Ein gut geplanter Wocheneinkauf erspart auch die tägliche Grübelei um die Essensauswahl. Hilfreich ist es hierbei, sich einen Wochenplan mit den täglichen Mahlzeiten zu erstellen. Als Gedächtnisstütze empfiehlt es sich dann einen Einkaufszettel zu schreiben. So kann man strukturiert und gezielt nach den Lebensmitteln Ausschau halten, die man auch wirklich benötigt.

Wenn man zwischendurch doch mal wegen Kleinigkeiten in den Supermarkt muss, ist es sinnvoll, nicht den großen Einkaufswagen zu benutzen, sondern stattdessen auf einen kleinen Tragekorb zurückzugreifen.

Den Kauf „abgestandener" Ware umgeht man, wenn man Produkte wie Obst, Gemüse, Wurst, Fleisch, Fisch oder Käse von der Frischetheke, vor dem Kauf noch einmal in neutralem Licht betrachtet.

Bei Tiefkühlprodukten ist es von Nutzen, diese erst kurz vor Beendigung des Einkaufs der Tiefkühltruhe oder Theke zu entnehmen und sie umgehend in eine dafür vorgesehene Thermokühltasche zu verstauen.

Bezüglich vermeintlicher Angebote in Großpackungen lohnt sich ein genauerer Blick auf das Preisschild. Auf diesem ist üblicherweise der Grundpreis des jeweiligen Lebensmittels, entweder je Liter oder je Kilogramm angegeben. So lässt sich dann relativ schnell der Preis des Produktes in der Großpackung, mit dem in der kleineren Verpackung vergleichen.

Es empfiehlt sich zudem ohne Hungergefühl einkaufen zu gehen, da man sonst dazu tendiert, unbewusst größere Mengen zu kaufen als man braucht.

Wer mag, kann vor dem Einkauf oder der Wochenplanung auch die gängigen Prospekte der Supermärkte studieren, um durch die aktuellen Angebote gezielt zu planen, und im Zuge dessen, sein Budget etwas zu schonen.

3.4 Lebensmittelcheck

Meine Klientin möchte sich in Zukunft mehr an veganen Lebensmitteln orientieren und entscheidet sich bei unserem Produkttest, dementsprechend für ein Ersatzprodukt zu Sahne. Sie möchte daraus eine Gemüsepfanne mit *Sahnesoße* zaubern.

Sie hat ein „Sahne" - Produkt von „Oatly" und ein vergleichbares Produkt von „Dr. Oetker" ausgewählt.

In folgender Tabelle findet sich eine Gegenüberstellung dieser beiden Sahnealternativen.

	Oatly - Hafer Cuisine	Dr. Oetker - Cuisine Vega
Verpackungsdesign/Farben	- schlicht gehalten in den Farben beige, weiß und schwarz - Tetrapack mit dem Siegel FSC (nachhaltige Waldwirtschaft) und dem grüne Punkt Siegel	- auffällig bunt in den Farben grün, weiß, rot, gelb, blau - Plastikbecher mit Pappummantelung zum abtrennen mit Entsorgungshinweis
Beschriftung/Gestaltung	„The Original Oatly" Kochtopf abgebildet mit einer Sprechblase in der „Hafer Haver Cuisine" steht	„Dr. Oetker" Cuisine Vega zum Kochen Ein Teller Tomatensuppe mit Deko ist abgebildet mit dem Hinweis „Serviervorschlag"
Herstellerangabe	Oatly AB Stora Varvsgatan 6a SE - 211 19 Malmö Tel: 00800 22881234 info.deoatly.com	Dr. August Oetker Nahrungsmittel KG 33547 Bielefeld Deutschland Tipps und Infos 00800 71727374 service@oetker.de
Füllmenge	250 ml	250 ml
Bio - Siegel	EU - Bio - Siegel	-
Nutri - Score	-	hellgrün - B
Verwendungshinweise	Ökologische Kochzubereitung auf pflanzlicher Basis - Verwendung als Kochsahne	Wie Sahne zum Kochen zu verwenden
Sonstige Slogan	- Bio - wow no cow! - SHAKE ME!	- VEGAN - Von Natur aus laktosefrei - Schüttel mich - VEGA cremig, VEGA lecker! - Neu
Mindesthaltbarkeitsdatum	MHD 05.08.2023 Nach Anbruch 5 Tage im Kühlschrank (+8°C) haltbar	MHD 20.01.2023 Bei +8°C

	Oatly - Hafer Cuisine	Dr. Oetker - Cuisine Vega
Nährwertangaben pro 100 ml	Energie 604 kj/146 kcal Fett 13 g davon gesättigte Fettsäuren 1,1 g Kohlenhydrate 5,8 g davon Zucker 3,6 g Ballaststoffe 0,9 g Eiweiß 1,0 g Salz 0,11 g	Energie 633 kj/153 kcal Fett 12 g davon gesättigte Fettsäuren 1,0 g Kohlenhydrate 9,7 g davon Zucker 4,8 g Eiweiß 0,4 g Salz 0,14 g
Zutatenliste	Wasser, Rapsöl, Hafer 9%, Emulgator (Rapslezithin), Stabilisator (Xanthan, Gellan), Meersalz, Algen (Lithamnium Colcoreum) Frei von Milch und Soja	Wasser, 12% hydrolisiertes Hafermehl, 11% Rapsöl, modifizierte Stärke, Stärke, Verdickungsmittel (Carrageen), Zucker, Meersalz
Preis bei Rewe	0,99 Euro	1,39 Euro

(Tabelle eigene Darstellung)

Damit das Vergleichen der Produkte nicht erst im Supermarkt stattfinden muss, empfehle ich meiner Klientin die kostenlose App „CodeCheck".[4]

Diese ist besonders einfach und übersichtlich gestaltet.

Man kann entweder den Barcode der jeweiligen Produkte einscannen oder per Tastatur den Namen des Produktes eingeben.

In dieser App wird man neben den Inhaltsstoffen der Produkte auch darüber hinaus informiert. Es wird von *unbedenklich*, *leicht bedenklich* bis hin zu *bedenklich* kategorisiert. Zusätzliche hilf- und aufschlussreiche Informationen bekommt man, wenn man auf eine der angezeigten Kategorien klickt.

Ebenfalls sind die Nährwert - Ampel, sowie die Labels und Gütesiegel, Lebens- und Ernährungsweisen (z. B. vegan oder glutenhaltig) und Nutzerkommentare verfügbar.

Ich habe mit meiner Klientin gemeinsam die beiden von ihr ausgewählten Produkte eingescannt. Laut Angaben sind die Inhaltsstoffe beider Produkte unbedenklich. Lediglich der Fettgehalt in der Nährwert - Ampel wird bei beiden als hoch eingestuft.

---

[4] https://www.chip.de/downloads/CodeCheck-Lebensmittel-Kosmetik-Produkt-Scanner-Android-App_79689351.html

4. Bio - Siegel

Das Bio - Siegel kennzeichnet Lebensmittel und erleichtert damit dem Verbraucher einen gezielten Einkauf, zur Erhaltung der Gesundheit des Regelkreislaufes „Boden - Pflanze - Tier - Mensch".
In einem herkömmlichen Supermarkt oder Discounter ist es somit übersichtlicher und durchaus hilfreich, wenn die Ware aus dem Bioanbau, mit dem entsprechenden Biosiegel versehen ist.

Man unterscheidet zwischen dem EU - Bio - Siegel, den einzelnen Verbands - Bio - Siegeln und den Bio - Eigenmarken.

Die Bio - Eigenmarken möchte ich nur kurz erwähnen. Diese kennzeichnen sich meist mit einem optisch auffälligem Logo oder Design.
Beispiele hierfür sind: REWE Bio, real Bio, GUTBIO (Aldi Nord) oder Bio - Wertkost (Edeka).
Bei allen Bio - Eigenmarken gilt, dass sie zusätzlich mit dem EU - Bio - Siegel gekennzeichnet sein müssen und demzufolge die EU - Mindeststandards erfüllen.

Bei fehlendem Bio - Siegel und Bezeichnungen wie z. B. „Gewachsen ohne Chemie", Kontrollierte Qualität", „Naturnah erzeugt" oder „Neutral kontrolliert", handelt es sich um Täuschungen für den Verbraucher, bei denen der Eindruck entstehen soll, es handele sich um echte Bio - Lebensmittel.

4.1. EU - Bio - Siegel und Bio - Verbände

2001 wurde ein einheitliches Bio - Siegel nach EU - Öko - Verordnung erstellt, um den Verbrauchern den Unterschied zwischen Bio- und konventionellen Lebensmitteln zu erleichtern.

Deutsches Bio - Siegel bis 2010 (Foto links) und EU - Bio - Siegel ab 2011 (Foto rechts)[5]

Anm. der Red.: Die Abb. wurde aus urheberrechtlichen Gründen entfernt.

Das EU - Bio - Siegel gibt folgende „Mindestkriterien" vor:

1.   Artgerechte Tierhaltung

-     die jeweiligen Tiere müssen gemäß ihren unterschiedlichen Bedürfnissen gehalten werden
-     Anpassung der Tierhaltung an die Betriebsfläche
-     auf einem definierten Raum limitierte Anzahl der zu haltenden Tiere

2.   Förderung bewährter Zuchtrassen

-     Schutz von Kultursorten und Zuchtrassen und Förderung deren Anbau und Haltung
-     kein Import neuartiger manipulierter Sorten

---

[5] https://www.bioland.de/bioland-blog/5-wichtige-veraenderungen-in-der-politik

3. Keine Anwendung von Gentechnik

- kein Einsatz von Gentechnik beim Anbau, der Produktion und Verarbeitung von Lebensmitteln, sowie Produkten, welche der Futtermittelherstellung dienen

4. Möglichst regionale Vermarktung

- keine langen Lager- und Verarbeitungszeiträume
- lange Transportwege ausgeschlossen

5. Richtiger Einsatz von Futtermitteln

- Vermeidung von importierten Futtermitteln, primär aus der dritten Welt
- Bevorzugung von eigens erzeugtem Futtermittel
- Zukauf von Futtermittel nur aus ökologischem Anbau erlaubt

6. Vermeidung von Tierquälerei

- Ausschluss langer Tiertransporte zum Schlachthof
- regionale Schlachtbetriebe favorisieren

7. Schonung des Grundwassers und Förderung der Bodenfruchtbarkeit

- Verzicht auf chemisch und synthetisch hergestelltem Dünger
- kein Einsatz von künstlichen Substanzen wie Pestizide
- abwechslungsreiche weite Fruchtfolge anstreben
- Zwei- und Dreifelderwirtschaft ausführen

8. Einsatz *bestimmter* Zusatzstoffe verboten

- knapp über 50 von über 300 zugelassenen Zusatzstoffen, dürfen bei der Weiterverarbeitung von Bio - Lebensmitteln eingesetzt werden

Eine Auswahl einzelner Bio - Verbände und deren Richtlinien[6]

Anm. der Red.: Die Abb. wurde aus urheberrechtlichen Gründen entfernt.

---

[6] https://lieblichesleben.de/bio-die-bekanntesten-siegel-im-vergleich/

Bei Verstoß gegen diese Richtlinien folgt eine strafrechtliche Verfolgung des Erzeugers. Damit es erst gar nicht so weit kommt, finden regelmäßige Kontrollen statt, welche von der Kontrollbehörde der einzelnen Bundesländer bestimmt werden.

Zusätzlich zu dem EU - Bio - Siegel muss auf jedem Produkt die Öko - Kontrollstelle angegeben sein. Mit diesem Code kann man sich bei Bedarf an die einzelnen Kontrollstellen wenden, denn diese haften für die Einhaltung der Regelungen und Richtlinien, welche für Bio - Lebensmittel gelten.

Des Weiteren existieren neben dem EU - Bio - Siegel noch unterschiedliche Bio - Verbands-siegel, welche über das Einhalten der Mindestrichtlinien hinausgehen. Je nach Verband wird hier noch einmal deutlich strenger nach bestimmten Voraussetzungen gewirtschaftet.

Bio - Verbände: demeter, Bioland, BioKreis, Naturland, Gäa, Biopark, Ecovin und weitere

Jeder Bio - Verband unterliegt seinen eigenen Richtlinien. Ob diese auch alle befolgt werden, wird jährlich von einem Agraringenieur der jeweils zuständigen Kontrollstelle überprüft. Dazu gehört der komplette Hof, die zugehörigen Felder, die Stallkontrolle und die Offenle-gung der kompletten Buchhaltung.

Außerdem finden in jedem vierten bis fünften Betrieb unangemeldete stichprobenartige Kontrollen statt. Ergänzend dazu werden auch die Verarbeiter, Lieferanten und Anbieter und sogar die Kontrollstellen selbst überprüft.

Bio - Lebensmittel sind offenkundig die mit am strengsten kontrollierten Lebensmittel. Im Gegensatz dazu werden Lebensmittel aus konventionellen Betrieben so gut wie gar nicht überprüft.

Beispiele für strengere Ansprüche der Anbauverbände:

„Der gesamte Betrieb muss nach ökologischen Richtlinien arbeiten (Betriebe, die „nur" nach EU- Ansprüchen wirtschaften, können dagegen auch nur einzelne Betriebszweige umstellen). Zertifizierte Produkte müssen 100 Prozent bio sein, statt nur zu 95 Prozent. Strengere Anforderungen an die Tierhaltung wie z. B. größere Mindestflächen pro Tier bei Hühnern und Schweinen. Stärkere Beschränkungen beim Zukauf von Düngemitteln (nach EU-Bio-Standard darf bei Be-darfsnachweis auch Gülle und Jauche aus konventionellen Betrieben genutzt werden). Keine oder wesentlich weniger Zufütterung der Tiere mit konventionellem Futtermittel. Weniger Hilfs- und Zusatzstoffe sind erlaubt und für jede Produktgruppe einzeln geregelt, Verzicht auf Enzyme."[7]

---

[7] https://www.nabu.de/umwelt-und-ressourcen/oekologisch-leben/essen-und-trinken/bio-fair-regional/labels/15583.html

4.2 Nutzen/Auswirkungen der Bio - Lebensmittel

Die Frage ob es wirklich sinnvoll ist, vermehrt oder gar ausschließlich Bio - Produkte zu konsumieren, lässt sich klar und einfach mit einem JA beantworten.

Durch den Verzehr von Bio - Lebensmitteln kann eindeutig die Schadstoffbelastung des Körpers verringert werden. Diverse Studien belegen zweifelsfrei, dass durch die Bio - Ernährung es zu weniger Erkältungskrankheiten, Allergien, Hautekzemen und Zahnproblemen kommt. Auch die Krebsforschung kam bei Untersuchungen zu dem Ergebnis, dass Krebszellkulturen merklich stärker in ihrer Ausprägung und ihrem Wachstum gehemmt werden. (Academy of Sports - Vigar et al. 2019)

Die gesundheitsfördernde Wirkung ist, unter anderem in einem geringen bis keinen Pestizidgehalt (bei Obst und Gemüse) und der kurzen Lager- und Transportdauer der Lebensmittel, zu finden. Dadurch kommt es kaum zu einem Nährstoffverlust von Vitaminen, Mineralstoffen und sekundären Pflanzenstoffen.

Konventionell gezüchtete Äpfel, Paprika oder Weißkraut beispielsweise, enthalten deutlich weniger Vitamin C als vergleichbare Produkte in Bio - Qualität.

Unter Bio - Bedingungen gezüchtete Kartoffeln, weisen ebenfalls eindeutig höhere Werte an Magnesium, Kalium, Zink, Selen und noch anderen wichtigen Mineralstoffen, sowie sekundären Pflanzenstoffen auf.

Auch steigt der reine Proteingehalt von Gemüse in einer Trockensubstanzmessung an, wenn ausschließlich biologische Düngemittel verwendet wurden.

Über die gesundheitlichen Aspekte hinaus, wird beim Verzehren das Aroma und demzufolge auch der Genuss von Bio - Lebensmitteln, intensiver, schmackhafter und offensichtlicher.

Wenn man zudem noch auf regionale Herkunft der Waren setzt und den Saisonkalender berücksichtigt, unterstützt man zusätzlich noch die in der *Nachbarschaft* ansässigen Bio - Bauern und Verbände.

Die folgende Übersicht listet auf, bei welchen Lebensmitteln man möglichst die Bio - Variante wählen sollte und gibt eine kurze Erklärung über das *warum*.

	Bio - Lebensmittel	Qualitätsbestimmung
1.	Fleisch- und Wurst-waren	- geringere Schadstoffbelastung - artgerechte Haltung - deutlich besserer Geschmack
2.	Fisch	- nur bei Zuchtfischen aus extra angelegten Teichanlagen auf Bio achten - grundsätzlich das „MSC - Siegel" berücksichtigen (Fortpflanzung der Arten nicht beeinträchtigt, Ökosystem nicht nachhaltig beschädigt) - Hochseefisch bevorzugen (Schadstoffbelastung geringer, je weiter draußen gefischt wird)
3.	Geflügel	- geringere Schadstoffbelastung - Artgerechte Haltung - deutlich besserer Geschmack
4.	Eier	- Futtermittel auf natürlicher pflanzlicher Basis und bei der Aufzucht mit Omega-3-Fettsäuren zugesetzt (z. B. durch Leinsamen) - artgerechte Haltung
5.	Milch und Milchpro-dukte	- frisches Biofutter für die Kühe (reichhaltig an konjugierter Linolsäure = zahlreiche gesundheitspositive Aspekte) - regelmäßige Bewegung auf der Weide und genügend Bewegungsflächen im Stall
6.	Obst und Gemüse	- deutlich schadstoffärmer als konventionelles Obst und Gemüse - höhere Nährstoffdichte
7.	Getreide und Back-waren	- schadstoffärmer durch Behandlung natürlicher Substanzen aus der Luft - bei der Verarbeitung sind die meisten Zusatzstoffe ausgeschlossen

(Tabelle eigene Darstellung)

Außerdem erhält man Studien über die Auswirkungen von Bio auf natürliche Ressourcen im Vergleich zum konventionellen Landbau.

Die wichtigsten Ergebnisse finden sich in nachfolgender Tabelle[8].

Anm. der Red.: Diese Abb. wurde aus urheberrechtlichen Gründen entfernt.

---

[8] https://www.boelw.de/service/bio-faq/klima-umwelt/artikel/was-bringt-bio-fuer-die-umwelt/

4.3 Praktische Beschaffung von Bio - Lebensmittel für den Verbraucher

Der Einkauf von Bio - Lebensmittel lässt sich auf verschiedene Weisen bewerkstelligen.

Einerseits finden wir in den bekannten Supermärkten eine immer größere Auswahl von Bio - Produkten, entweder mit dem EU - Bio - Siegel oder den Siegeln der Bio - Verbände verse- hen. Andererseits, wie bereits in Kapitel 4 erwähnt, findet man in Discountern verschiedene Bio - Eigenmarken.

Für den Verbraucher noch übersichtlicher und einfacher gestaltet sich der Einkauf in den so genannten Bio - Supermärkten, welche ausschließlich Bio - Waren in ihrem Sortiment haben.

Zu den wichtigsten deutschen Bio - Läden zählen:

- Alnatura
- denn's Biomarkt
- Bio Company
- SuperBio Markt
- Basic
- Aleco
- Voll Corner Biomarkt
- Naturgut
- Kornkraft
- und weitere

Die ersten drei Genannten finden im Folgenden eine kurze Erläuterung.

Alnatura

Mittlerweile existieren in Deutschland mehr als 130 Alnatura Super Natur Märkte. Das Sor- timent umfasst mehr als 6.000 Bio - Produkte. Zusätzlich zu den Bio - Lebensmitteln, bietet Alnatura diverse Textilien, Kosmetika und weitere Produkte aus ökologischer Produktion an. Es bestehen unter anderem Kooperationen mit dem Drogeriemarkt dm, Müller und auch Edeka. Gegründet wurde die Alnatura Produktions- und Handels GmbH im Jahre 1984 von dem Wirtschaftswissenschaftler Götz Rehn.

denn's Biomarkt

2003 eröffnete die erste deutsche denn's Biomarkt Filiale in Geretsried in Bayern. Inzwischen gibt es mehr als 300 Filialen in ganz Deutschland. Sie gilt als die größte Biomarktkette in Deutschland und Österreich. Im Angebot findet man über 6.000 Produkte aus dem Bereich Bio - Lebensmittel. Auch ist ein Sortiment an Naturkosmetik vorhanden.

Bio Company

Die Bio Company ist in Deutschland mit insgesamt 60 Biomärkten Vertreten. Unter der Führung von Georg Kaiser und Undine Paul eröffnete 1999 in Berlin der erste Bioladen. Bio Company ist Mitglied in der Fördergemeinschaft „Ökologischer Landbau Berlin Brandenburg e. V.". Seit 2005 werden von der Bio Company Produkte ihrer eigenen Marke vertrieben, insgesamt über 8.000 Artikel. 2005 wurden Plastiktüten in diesem Unternehmen abgeschafft. Um den Plastikverbrauch weiter einzuschränken, werden dem Kunden seit 2015 *Unverpackt - Stationen* angeboten.

In größeren Städten finden an bestimmten Tagen regelmäßig Wochenmärkte und Bauernmärkte statt, welche dazu einladen frisch und direkt vom Feld geerntete Bio - Ware zu erwerben. Auch frische Milch- und Fleischprodukte in Bio - Qualität werden dort feilgeboten.

Für den Verbraucher aus kleineren Städten oder Dörfern bieten sich oftmals Bio - Hofläden für den Bio - Einkauf an.

Außerdem hat man die Möglichkeit sich bei verschiedenen Anbietern eine Bio - Kiste per Abonnement nach Hause liefern zu lassen.

Besonders nachhaltig arbeitet das Unternehmen „etepetete", welches es sich zum Ziel gemacht hat Bio - Obst und Gemüse vor Verschwendung, Zweckentfremdung und Vernichtung zu retten. So finden sich in den Abo - Kisten leicht *unperfektes* Obst und Gemüse, welches äußerlich nicht mehr der Norm entspricht. Es gibt z. B. die krumme Gurke, den zu klein geratenen Brokkoli, den Kohlrabi ohne Stängel und dergleichen.
Das etepetete - Unternehmen wurde 2015 gegründet und umfasst inzwischen über 120 Mit-arbeiter.

Die folgende Abbildung[9] verdeutlicht die wesentlichen Merkmale des etepetete Unterneh-mens.

Anm. der Red.: Diese Abb. wurde aus urheberrechtlichen Gründen entfernt.

Abschließend möchte ich den Solawi - Landwandel[10] vorstellen.

Solawi ist die Abkürzung für Solidarische Landwirtschaft.
Bei dieser besteht eine regionale Partnerschaft zwischen dem Erzeuger und dem Verbrau-cher von Lebensmitteln.
Es wird ein Jahresvertrag mit dem jeweiligem Hof abgeschlossen und über die monatlichen Beträge übernimmt der Verbraucher die Kosten für die Herstellung von Gemüse, Kartoffeln, Milch und weiteren Produkten, je nach Hof. Im Gegenzug erhält der Verbraucher wöchentlich einen Anteil des Ernteertrages, welcher an verschiedenen Verteilerstationen geliefert wird. Dank dieses Systems werden unnötige Handelsspannen, Transporte und Verpackungsmüll vermieden. Man erhält stets erntefrische, saisonale und regionale Lebensmittel in reiner Bioqualität.

---

[9] https://etepetete-bio.de/daskonzept

[10] https://www.solawi-landwandel.de

Quellenangaben

- Academy of Sports - Lehrskript „Foodcoach - Einkaufs- und Lebensmittelberatung"

- https://www.wissen.de/lockende-falle-supermarkt-die-psychologie-des-einkaufens

- https://www.spiegel.de/wirtschaft/halb-vorgekaut-a-4df16ea1-0002-0001-0000-000013508517

- https://www.focus.de/finanzen/news/geheimliste-von-aldi-und-rewe-marken-produkte-guenstiger-wer-steckt-hinter-ja-k-classic-und-gut-und-guenstig_id_86888982.html

- https://www.chip.de/downloads/CodeCheck-Lebensmittel-Kosmetik-Produkt-Scanner-Android-App_79689351.html

- https://www.bioland.de/bioland-blog/5-wichtige-veraenderungen-in-der-politik

- https://lieblichesleben.de/bio-die-bekanntesten-siegel-im-vergleich/

- https://www.nabu.de/umwelt-und-ressourcen/oekologisch-leben/essen-und-trinken/bio-fair-regional/labels/15583.html

- https://www.boelw.de/service/bio-faq/klima-umwelt/artikel/was-bringt-bio-fuer-die-umwelt/

- https://etepetete-bio.de/daskonzept

- https://www.solawi-landwandel.de

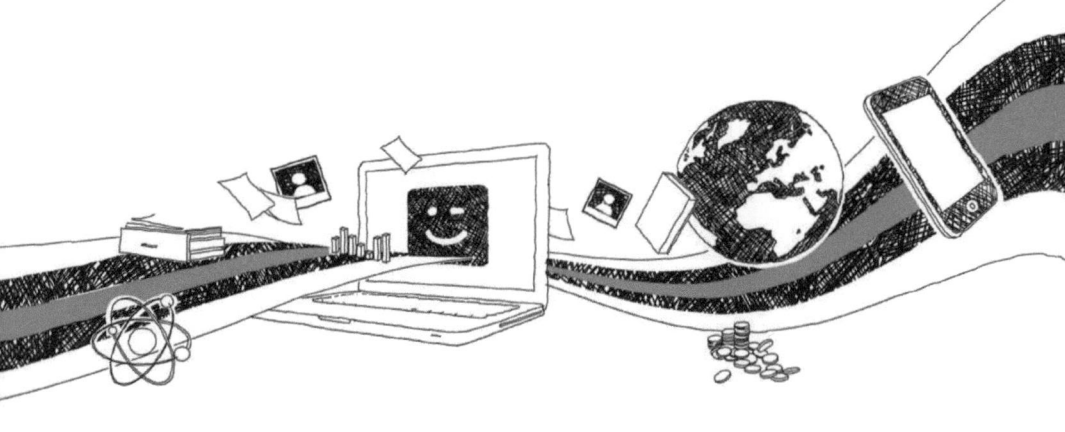